Rafael Yépez

Frequência das tentativas de auto-mutilação e factores de risco associados

Rafael Yépez

Frequência das tentativas de auto-mutilação e factores de risco associados

Em pacientes de 7 a 13 anos de idade

ScienciaScripts

Cover image: www.ingimage.com

This book is a translation from the original published under ISBN 978-613-9-00059-3.

Publisher:
Sciencia Scripts
is a trademark of
Dodo Books Indian Ocean Ltd. and OmniScriptum S.R.L publishing group

120 High Road, East Finchley, London, N2 9ED, United Kingdom
Str. Armeneasca 28/1, office 1, Chisinau MD-2012, Republic of Moldova, Europe
Printed at: see last page
ISBN: 978-620-7-94319-7

Conteúdo

DEDICAÇÃO 2

OBRIGADO 3

RESUMO 4

INTRODUÇÃO 5

CAPÍTULO I 7

CAPÍTULO II 12

CAPÍTULO III 21

CAPÍTULO IV 23

CAPÍTULO V 42

REFERÊNCIAS BIBLIOGRÁFICAS 44

ANEXOS 46

DEDICAÇÃO

Dedico este trabalho principalmente a Deus, por me ter dado a vida e me ter permitido chegar a este momento importante da minha formação profissional.

À minha mãe, por ser o pilar mais importante e por me mostrar sempre o seu amor e apoio incondicionais, estudando sempre até tarde e tratando de todas as minhas refeições.

Ao meu tio, que passou muitas madrugadas acordado e saiu de casa, independentemente das condições climatéricas, para me ajudar a cumprir as minhas obrigações.

Aos meus avós pelo apoio incondicional e por se orgulharem de me verem atingir os meus objectivos, especialmente à minha linda velhota que me deixou a meio, mas sei que está feliz por me ver atingir outro objetivo.

Àquela que me aturou dia após dia durante estes três anos, enchendo-me de paciência em cada episódio de stress e de alegria, dando-me sempre o seu apoio incondicional e tentando fazer o melhor por mim, Ana María.

OBRIGADO

À minha casa de estudos, UCLA - HUPAZ, por me ter permitido treinar com os melhores, tornando-se temporariamente a minha segunda casa, proporcionando-me conhecimentos e experiências.

Aos meus colegas e amigos da pós-graduação e da equipa 6, que, juntamente com os nossos eternos chefes, também contribuíram para a minha formação.

Aos meus irmãos na vida, Yurhlio, Elías e Horacio, com os três como apoio os fardos tornaram-se mais suportáveis, obrigado pelo vosso apoio sincero. Aos meus irmãos e irmãs de sangue por estarem sempre ao meu lado, especialmente à minha irmã mais velha. Ao meu pai, por se orgulhar das minhas conquistas.

A cada um dos meus professores, que, sendo de carácter tão diferente, são capazes de trabalhar em conjunto para que tudo funcione corretamente, especialmente ao pelón (Dr. Aranguren), um livro aberto que nos ensina palavra por palavra; ao Dr. Carnevale, ao Dr. Santana, ao Dr. Palacios, ao Dr. Ferrer, ao Dr. Rivas, ao Dr. Uzcátegui, ao Dr. Méndez, ao Dr. Pacheco e ao Dr. Rubio.

Aos meus colegas de estágio e à equipa de plantão, que com muita paciência conseguem aguentar tudo o que nos acontece em cada turno e também se encarregaram de me fazer ganhar quilo a quilo em cada refeição, especialmente à Yessica, à Adriana, à Migdalia e à Dayana, as minhas negras.

E por último, mas não menos importante, à mãe pós-graduada que a vida me deu, uma mulher tão cheia de virtudes que é capaz de ofuscar todas as coisas más que nos rodeiam, Obrigado Sibeida Bracho, a tampa de inox já derreteu!!!!.

RESUMO

A autólise é o ato pelo qual uma pessoa provoca intencionalmente a sua própria morte. O objetivo deste estudo de pesquisa foi determinar a frequência de tentativas de autolesão e os fatores de risco associados em pacientes de 7 a 13 anos internados no Departamento de Emergência do Serviço Desconcentrado Hospital Universitário Pediátrico Dr. Agustín Zubillaga, durante o período de janeiro de 2017 a junho de 2022. Foi realizado um estudo descritivo transversal, cuja população foi constituída por pacientes com idade entre 7 e 13 anos, 11 meses e 29 dias, com diagnóstico de tentativa de autólise, a amostra foi uma amostra censitária não probabilística e intencional ajustada aos critérios de seleção, em seguida os dados foram registados num instrumento desenvolvido para o efeito e aplicado através da revisão de prontuários como fonte secundária, os resultados foram apresentados em tabelas ou gráficos e a análise estatística foi realizada através de pacotes estatísticos informatizados como o Statistical Package for Social Sciences (SPSS), versão 25.0 para cálculos. Assim, após a análise de cada uma das respostas, conclui-se que: As tentativas de automutilação abrangeram 51% com idades compreendidas entre os 13 -15 anos, dos quais 63% representavam o género feminino; os métodos foram 78% ingestão de substâncias, 19% Enforcamento e 3% outros; 6% morreram, 3% com sequelas, 61% grafite IV, 92% em fase de escolaridade, 53% pai ausente, 28% tentativa anterior, 50% devido a discussão com familiar maioritariamente com a mãe, o que permitiu tirar conclusões e recomendações respetivamente.

Palavras-chave: autólise, factores de risco, doentes.

INTRODUÇÃO

A Organização Mundial de Saúde (OMS 2020) regista que cerca de 800 000 pessoas se suicidam todos os anos, o que representa uma taxa estimada de 11,4 mortes por 100 000 habitantes. As mortes por lesões autoprovocadas são a segunda principal causa de morte entre os jovens dos 15 aos 29 anos. Entre os factores mais comuns estão os problemas familiares, como situações de violência física e verbal, abuso sexual, problemas escolares, tanto em relação às notas baixas, como à rejeição pelo grupo de pares que, em alguns casos, se transforma em bullying através de provocações, discriminação e agressão.

Por sua vez, o Instituto Nacional de Estatística e Censos citado em Gerstner, (2018) menciona que o suicídio no Equador tem aumentado, nas últimas duas décadas quase 300 jovens e adolescentes entre os 10-24 anos tiraram a própria vida anualmente. O suicídio é um problema de saúde pública complexo e multifatorial, pelo que as estratégias de promoção da saúde no país devem ser concebidas para chegar à maioria da população, a fim de minimizar o risco de suicídio, eliminando as barreiras aos cuidados e implementando políticas de saúde com registos actuais e, assim, reduzir as mortes por lesões autoprovocadas.

Da mesma forma, o suicídio infantil, entendido como aquele que ocorre antes dos 14 anos, é muito pouco frequente, pois quase não há consciência da morte e das suas implicações, "....dentro dessas idades não é comum, porque para que o suicídio seja considerado como tal, deve haver um desejo explícito de morte, em que a criança deve ter consciência do que é a morte, tendo em conta que são conceitos formados entre os 9 e os 14 anos", segundo José Luis Pedreira, ex-presidente da secção de Psiquiatria Infantil da Associação Espanhola de Pediatria e psiquiatra do Hospital Niño Jesús de Madrid, Espanha.

Neste contexto, existem muitos factores que podem aumentar o risco de suicídio nos adolescentes, uma vez que estes podem sentir-se suicidas devido a determinadas circunstâncias da vida, tais como ter uma perturbação psiquiátrica como a depressão, uma perturbação de ansiedade, uma perturbação bipolar ou uma perturbação desafiante opositiva, antecedentes familiares de perturbação do humor, suicidalidade ou comportamento suicida, antecedentes de abuso físico ou sexual, ou exposição a violência ou bullying, uma perturbação de consumo de substâncias, acesso a meios como armas de fogo ou medicamentos, exposição ao suicídio de um familiar ou amigo, perda ou conflito envolvendo amigos próximos ou familiares, problemas físicos ou médicos como alterações relacionadas com a puberdade ou doenças crónicas, crianças que tentaram suicidar-se no passado também estão em maior risco. (Kennebeck S, et al 2021)

Nos Estados Unidos, as tentativas de suicídio são mais frequentes nas raparigas adolescentes do que nos rapazes, mas os rapazes têm maior probabilidade de morrer por suicídio. É importante considerar que os adolescentes não têm a experiência de vida para saber que essas coisas serão temporárias, que vão superá-las, infere-se que eles podem pensar que prefeririam estar mortos a se sentirem assim naquele momento, e mal-entendidos persistentes sobre o suicídio também podem impedir que os adolescentes obtenham a ajuda de que precisam. (Asarnow, Hughes, Babeva, Sugar 2017).

Alguns dos sinais de alerta de um adolescente que está a pensar em suicídio são: falar que quer morrer, sentir-se desesperado, estar preso ou sentir dores insuportáveis. É por isso que este estudo é tão importante para tentar proteger a integridade das pessoas, que é um direito garantido pelo Estado. Nestas condições, o presente estudo tem como objetivo determinar a frequência de tentativas de auto-mutilação e os factores de risco associados em pacientes entre os 7 e os 13 anos de idade que são admitidos no departamento de emergência do serviço desconcentrado do Hospital Pediátrico Universitário Dr. Agustín Zubillaga durante o período de janeiro a dezembro do mesmo ano. Agustín Zubillaga durante o período de janeiro de 2017 a junho de 2022, através de um estudo de campo descritivo transversal, uma vez que uma equipe interdisciplinar treinada no manejo de pacientes para esta patologia deve estar disponível para garantir o melhor atendimento no atendimento ao paciente. Portanto, este estudo está estruturado da seguinte forma:

O capítulo I trata dos problemas colocados, dos objectivos gerais e específicos e da justificação do estudo.

O capítulo II faz referência aos antecedentes da investigação relacionada com o tema em estudo e descreve as bases teóricas e legais que sustentam a investigação. Procede-se também à operacionalização das variáveis.

No capítulo III, o quadro metodológico é descrito de acordo com o tipo de investigação, a população e a amostra, a técnica de recolha de dados e o procedimento para o desenvolvimento da investigação.

O Capítulo IV descreve os resultados e a discussão e o Capítulo V as conclusões e recomendações. Por último, são incluídas as referências bibliográficas e os anexos.

CAPÍTULO I

O PROBLEMA

Declaração do problema

A adolescência é uma etapa transcendental e crítica para o desenvolvimento humano, devido à série de mudanças fisiológicas, psicológicas e interpessoais que implica. Estas mudanças tornam o adolescente vulnerável, pois surge uma crise de identidade que o confronta consigo mesmo, com as exigências familiares e com a sociedade, produzindo uma grande ansiedade, sentimentos com os quais, por vezes, o adolescente não consegue lidar, devido a diferentes factores, entre os quais as suas características de personalidade, o stress diário e a ausência de redes de apoio social e familiar, factores que favorecerão a presença de sofrimento emocional nos adolescentes, o que pode levar a comportamentos de risco, tais como consumo de drogas e tentativas de suicídio, que comprometem a sua integridade física e psicológica.

É por esta razão que as lesões autoprovocadas são consideradas um problema de saúde pública, figurando entre as principais causas de morte prematura e sendo responsáveis por 1,4% do peso global da doença em anos de vida ajustados pela incapacidade. O suicídio consumado é a principal causa de morte externa em muitos países do mundo e uma das principais causas de morte em adolescentes e pessoas em idade produtiva.

Os factores de risco associados às tentativas de auto-mutilação em crianças estão também relacionados com a disfunção familiar, a presença de antecedentes familiares e/ou pais com tentativas de auto-mutilação, e conflitos familiares que conduzem a relações pobres entre pais e filhos. McKeown e colaboradores (1998) tentaram definir os factores predisponentes para o comportamento suicida numa população de adolescentes norte-americanos, que foram seguidos durante um ano, mostrando que a coesão familiar é um fator protetor evidente. No Chile, as tentativas de suicídio em crianças e adolescentes têm sido estudadas em várias regiões do país. Em 1983, uma análise de 22 crianças admitidas por tentativa de suicídio no Hospital Pediátrico Dr. Exequiel González Cortés, em Santiago, mostrou que as condições associadas ao comportamento suicida eram uma relação pobre entre pais e filhos, uma comunicação intrafamiliar deficiente e a sobreprotecção dos pais.

De igual modo, a abordagem do tema do suicídio é complicada pelo facto de existirem muitos factores envolvidos. É preciso ter em conta que em Espanha, no último ano registado, houve um total de 3.941 casos, dos quais o número de suicídios é maior no sexo masculino do que no feminino, com uma média de 2,65 por 100.000 habitantes, na população jovem entre os 15 e os 19 anos. As Ilhas Canárias apresentam a percentagem mais elevada de suicídios em Espanha, segundo o Instituto Nacional de Estatística (INE), com um total de 208 mortes por suicídio, ou seja, 1,28%, o que é muito superior ao segundo lugar, as Ilhas Baleares. Devido ao grande aumento da intoxicação voluntária por drogas (VMI), com uma tentativa de suicídio auto-infligida (SA), especialmente nos últimos dois anos, relacionada especificamente com o aparecimento da pandemia COVID-19, onde o número deste tipo de pacientes está a aumentar, e é necessário um guia de ação comum.

Desde o início da pandemia, os hospitais dos Estados Unidos registaram mais emergências de saúde mental entre as crianças; entre março e outubro de 2020, a percentagem de visitas aos serviços de urgência para crianças com emergências de saúde mental aumentou 24% para as crianças com idades entre os 5 e os 11 anos e 31% para as crianças com idades entre os 12 e os 17 anos. Registou-se também um aumento de mais de 50% nas visitas aos serviços de urgência por suspeita de tentativas de suicídio entre raparigas com idades entre os 12 e os 17 anos no início de 2021, em comparação com o mesmo período de 2019. A pandemia de COVID-19 teve um grande impacto na saúde mental das crianças, uma vez que os jovens continuam a enfrentar o isolamento físico, a incerteza constante, o medo e a dor. Além disso, muitos jovens foram afectados pela perda de um ente querido, com dados recentes que mostram que mais de 140 000 crianças norte-americanas sofreram a morte de um prestador de cuidados primário ou secundário durante a pandemia de COVID-19.

Neste sentido, considerando a situação precária que existe em termos do problema, é imperativo levar a cabo acções para a sua prevenção. De facto, a Organização Pan-Americana da Saúde 2014 (OPAS) já apelou aos diferentes países do mundo para que incluam a prevenção do suicídio nas suas "agendas" de saúde. Entre as acções que podem ser implementadas estão a formação, a informação, a sensibilização e a consciencialização da sociedade em geral e dos profissionais de psicologia em particular. As estratégias de prevenção do comportamento suicida podem também ser implementadas em contextos sociais, de saúde e/ou educativos, para citar apenas alguns.

De facto, as medidas de prevenção no domínio do suicídio demonstraram a sua eficácia, tornando claro que o suicídio pode ser evitado. Uma forma de prevenção é a deteção e identificação precoce de um possível caso de risco de suicídio ou o rastreio de participantes em amostras da população em geral que possam estar em risco. Uma vez detectado e identificado um caso potencial, podem ser aplicados tratamentos profilácticos baseados em provas, com os benefícios habituais a vários níveis; sejamos claros, quanto mais cedo for detectado e identificado, e quanto mais eficaz for a intervenção, melhor.

Tendo isto em conta, é preocupante que, conhecendo esta realidade, existam poucas evidências de intervenção para a identificação precoce nos serviços de cuidados primários dos centros de saúde, o que minimizaria os internamentos no serviço de urgência; de facto, se houvesse um melhor tratamento na área preventiva, o número de tentativas de auto-mutilação e de comparências no serviço de urgência seria consideravelmente reduzido. Faltam também protocolos de atuação multidisciplinar nestes casos, que ajudem a desenvolver estratégias e tratamentos para atuar sobre estes pacientes e o seu ambiente, e o serviço descentralizado do Hospital Pediátrico Universitário Dr. Agustín Zubillaga não escapa a esta realidade. Por este motivo, esta pesquisa de campo, descritiva e transversal será realizada com o objetivo de determinar a frequência de tentativas de automutilação e os fatores de risco associados em pacientes de 7 a 13 anos que são admitidos no serviço de emergência do Hospital Pediátrico Universitário Dr. Agustín Zubillaga durante o período de janeiro de 2017 a junho de 2022.

Tendo em conta o acima exposto, considerando que até à data no referido hospital tem sido comum a evidência de jovens que tentam praticar lesões autoprovocadas, uma situação alarmante devido às suas consequências, surge a seguinte questão: Qual é a frequência de lesões autoprovocadas e os factores de risco associados em jovens dos 7 aos 13 anos de idade no Serviço Desconcentrado do Hospital Universitário Pediátrico Dr. Agustín Zubillaga durante o período de janeiro de 2017 a junho de 2022?

Objectivos da investigação

Objetivo geral

Determinar a frequência de tentativas de autólise e os fatores de risco associados em pacientes com idades entre 7 e 13 anos admitidos no departamento de emergência do Hospital Pediátrico Universitário Dr. Agustín Zubillaga durante o período de janeiro de 2017 a junho de 2022.

Objectivos específicos

1 Identificar as características sócio-demográficas dos doentes com idades compreendidas entre os 7 e os 13 anos, internados por tentativa de auto-mutilação.

2 Descrever as características clínicas dos doentes com idades compreendidas entre os 7 e os 13 anos, admitidos por tentativa de auto-mutilação.

3 Reconhecer os factores de risco dos doentes com idades compreendidas entre os 7 e os 13 anos admitidos por tentativa de auto-mutilação.

4 Detalhar as sequelas físicas resultantes da tentativa de auto-mutilação em doentes dos 7 aos 13 anos de idade internados por esta patologia.

5 Identificar os mecanismos de tentativa de autólise em pacientes de 7 a 13 anos internados por esta patologia.

6 Indicar a frequência de morte em doentes com idades compreendidas entre os 7 e os 13 anos, internados por tentativa de auto-mutilação.

Justificação e importância

O desenvolvimento deste estudo é importante do ponto de vista teórico, uma vez que permitiu realizar uma revisão da literatura e adquirir conhecimentos actualizados por parte da equipa médica responsável pelo seu desenvolvimento, no que se refere às lesões autoprovocadas nos jovens. Para além disso, sabe-se que, do ponto de vista prático, se pode evitar o desenvolvimento de uma atitude responsável por parte dos pais, dirigindo-se aos centros de atendimento desde o início das manifestações do comportamento suicida em busca de ajuda, e é precisamente aí que reside a relevância social do estudo.

Neste estudo, considerou-se a possibilidade de relacionar as tentativas de auto-mutilação e o seu aumento nos últimos anos com a atual situação pandémica, como um possível efeito de todas as medidas de isolamento e distanciamento que têm conduzido a um menor contacto entre as famílias, sobretudo naquelas em que os preditores (história de auto-mutilação pessoal e familiar) são exacerbados em comparação com as famílias em que não há história de auto-mutilação.

Do ponto de vista científico, a presente investigação surgiu da necessidade de reforçar os conhecimentos da equipa de saúde, de conhecer as características actuais da autólise em jovens, permitindo a atualização da informação sobre o tema de estudo no Serviço de Atenção Médica Imediata do Servicio de Atención Médica Inmediata del Servicio Desconcentrado Hospital Universitario Pediátrico Dr. Agustín Zubillaga, da mesma forma, não descartamos a possibilidade de que metodologicamente possa servir para iniciar outras investigações sobre o tema a partir de outras perspectivas.

Do ponto de vista social e educativo, a prevenção através de orientações educativas sobre os cuidados infantis dadas às mães tem como objetivo reduzir a morbilidade e a mortalidade infantil, razão pela qual a educação deve ser feita de forma integral, considerando cada um dos factores que se relacionam com as mães e as crianças, ou seja, considerando-as no seu ambiente biopsicossocial.

Do mesmo modo, do ponto de vista médico e de saúde pública, é essencial que o pessoal médico e a equipa de saúde em geral cumpram e aperfeiçoem as estratégias de prevenção, uma vez que esta é uma das suas principais obrigações para com o utente, a família e a comunidade. A criança beneficia assim muito com a manutenção de uma melhor qualidade de vida, ao mesmo tempo que se optimizam os recursos dos cuidados de saúde e, sobretudo, se proporciona estabilidade e bem-estar à família.

CAPÍTULO II

QUADRO TEÓRICO

Neste contexto de investigação, são expostas as teorias que orientam a investigação, de forma a condicionar a informação científica existente sobre as variáveis a estudar, permitindo melhorar o conhecimento e conduzindo ao sentido que se pretende dar ao estudo. Por sua vez, Arias (2014) defende que o enquadramento teórico "expressa as proposições teóricas gerais, as teorias específicas, os postulados, as hipóteses, as categorias e os conceitos que devem servir de referência para ordenar a massa de factos relativos ao problema que são objeto de estudo e investigação" (p.100). O quadro teórico desta investigação divide-se em antecedentes, bases teóricas, bases jurídicas e sistema de variáveis.

Antecedentes da investigação

Tamayo e Tamayo (2020) defendem que o enquadramento "procura fazer uma síntese concetual da investigação, de forma a determinar a abordagem metodológica da investigação". (p. 54), o enquadramento teórico e o enquadramento da investigação procuram evidenciar a semelhança que existe entre as investigações realizadas em anos anteriores, conservando a mesma variável em estudo, neste caso, a autólise nos jovens, que servirá de suporte para o desenvolvimento deste trabalho.

Existe alguma investigação sobre o tema do estudo, que avalia variáveis semelhantes ao objetivo do estudo. As publicações mais relevantes estão listadas abaixo.

De acordo com Arencibia (2022), que realizou um estudo intitulado tentativa de auto-mutilação por intoxicação em jovens nas Ilhas Canárias: departamento de emergência do Complexo Hospitalar Universitário das Ilhas Canárias; tendo isto em conta, a Organização Mundial de Saúde (OMS) define a saúde mental como o estado de bem-estar de um indivíduo, no qual este é capaz de enfrentar os obstáculos da vida quotidiana, trabalhar eficazmente e contribuir para a sua comunidade. O presente estudo foi realizado no Complejo Universitario de Canarias (CHUC) em Tenerife, Ilhas Canárias, especificamente de novembro de 2021 a dezembro de 2021. Este estudo tem como objetivo identificar a frequência de pacientes internados com diagnóstico de tentativa de suicídio por intoxicação medicamentosa, bem como determinar os fatores determinantes dessa situação e qual método foi utilizado. A pertinência deste estudo deve-se ao elevado número de doentes jovens com problemas psiquiátricos e tentativas de auto-mutilação recebidos no Serviço de Urgência do CHUC, o que torna indispensável um protocolo para este tipo de casos. É claramente visível que estamos perante um importante problema de saúde pública, cujo aumento aumentou muito desde a COVID-19, tornando-se necessário empregar medidas de ação para reduzir as tentativas de suicídio na população jovem e, consequentemente, a mortalidade neste sector da população.

A este respeito, deve ser mencionado o trabalho realizado por Vega (2021), que realizou um estudo intitulado mortes por autólise no Centro de Investigação de Ciências Forenses em Loja-Equador, no qual afirma: a autólise constitui um problema de saúde pública muito importante, mas em grande medida evitável, visualizado como uma fuga de um problema ou de uma crise que produz um sofrimento intenso, e é por isso que é importante comunicar ao público através de registos actuais para poder iniciar planos de prevenção. Nesta pesquisa determinamos o principal mecanismo de autólise, identificamos o sexo e a faixa etária mais suscetíveis, bem como os principais fatores predisponentes relacionados às mortes por autólise registradas no Centro de Pesquisa em Ciências Forenses nos períodos de 2016 a

2019, que foram conhecidos através do relatório médico forense.

Foi realizado um estudo descritivo e retrospetivo, cuja população foi constituída por cidadãos falecidos que viveram nas províncias de Loja e Zamora Chinchipe; obteve-se um total de 134 casos; o enforcamento foi o mecanismo mais utilizado; o sexo mais afetado foi o masculino; as faixas etárias mais prevalentes foram as dos 14 aos 20 anos e os factores predisponentes que levaram a esta decisão foram as rupturas amorosas e a depressão.

Do mesmo modo, Fonseca (2020) realizou um estudo intitulado Avaliação do comportamento suicida em adolescentes: sobre a Escala de Suicídio Paykel. O comportamento suicida é um problema sócio-sanitário a nível mundial; no entanto, no contexto da psicologia espanhola, existem poucos instrumentos de medida devidamente validados e avaliados em amostras representativas da população adolescente. Por isso, o objetivo deste trabalho é apresentar a Escala de Suicídio de Paykel como ferramenta para a avaliação do comportamento suicida em jovens espanhóis. Em primeiro lugar, é feita uma breve delimitação concetual do comportamento suicida, dos dados epidemiológicos, dos modelos psicológicos e dos factores de risco e de proteção. Em segundo lugar, aborda-se a avaliação do comportamento suicida como um eixo central na deteção, identificação, prevenção e intervenção, bem como na compreensão deste fenómeno. Em terceiro lugar, apresenta-se a Escala de Suicídio de Paykel, com as suas propriedades psicométricas e, especificamente, a sua avaliação em adolescentes espanhóis.

Por fim, conclui-se em jeito de recapitulação: A Escala de Paykel parece ser um instrumento de medida breve, simples, útil e com propriedades psicométricas adequadas para a avaliação e/ou rastreio do comportamento suicida em adolescentes. Pode ser utilizada na avaliação da saúde mental geral ou no rastreio psicopatológico, bem como em contextos educativos, de saúde e/ou sociais. É fundamental que o profissional de psicologia disponha de instrumentos adequados para a avaliação do comportamento suicida, de modo a tomar decisões informadas e a otimizar a gestão dos recursos educativos e sócio-sanitários.

Base teórica

Suicídio

De acordo com Villamar (2015), a OMS define o suicídio como "um ato com consequências letais, intencionalmente iniciado e levado a cabo pelo indivíduo, sabendo ou esperando o seu resultado letal e através do qual pretende obter as mudanças desejadas". Para operacionalizar os conceitos e a terminologia em torno do suicídio, é importante fazer uma distinção entre:

- Comportamento suicida: grupo de comportamentos com ou sem desfecho fatal, incluindo tentativa de suicídio ou suicídio.
- Ideação suicida: pensamentos que podem ir desde ideias de que a vida não vale a pena ser vivida, até preocupações intensas de auto-agressão ou planos bem estruturados sobre como morrer.
- Suicídio: ato intencional e autodirigido que resulta em morte.
- Tentativa de suicídio: um ato autodirigido, não fatal e potencialmente prejudicial que visa a morte.

Epidemiologia

De acordo com as estimativas da OMS, um dos dados mais preocupantes a nível mundial é o aumento das taxas de suicídio entre os jovens (15-29 anos), tornando-se uma das três causas de morte mais frequentes neste grupo etário. A maior parte dos estudos nacionais e internacionais tem destacado este aumento nos jovens, especialmente no sexo masculino. A nível mundial, a ideação suicida e as lesões autoprovocadas não suicidas são um motivo muito frequente de consulta nos serviços de pediatria, cuidados primários e urgências. Estima-se que aproximadamente 5 em cada 100 000 adolescentes se suicidam todos os anos; 3-6% fazem uma tentativa de suicídio durante a sua vida, 30% têm ideação suicida e 18% provocam lesões autoprovocadas sem intenção letal (cortes, arranhões, queimaduras, envenenamento, entre outros) (Villamar ob.cit).

De acordo com um estudo publicado na revista The Lancet, 1 em cada 12 crianças entre os 9 e os 10 anos relatou ter tido pensamentos suicidas, mas pouco se fala sobre o assunto, razão pela qual Álvaro Jiménez, académico da Faculdade de Psicologia da UDP e investigador do Núcleo do Milénio para a Melhoria da Saúde Mental dos Adolescentes e Jovens (Imhay), afirma que "em relação ao suicídio infantil, é difícil estudá-lo porque estatisticamente há poucos casos para tirar conclusões correctas"; Acredita-se que este tabu se instalou porque existe uma falsa conceção que defende que as crianças em idade escolar, como parte do seu desenvolvimento cognitivo, não pensam nestas questões, "e se o fazem, comunicam-no muito pouco, em comparação com os adolescentes". É importante lembrar que, entre os 8 e os 9 anos, a morte começa a ser simbolizada como um fenómeno natural e irreversível, pelo que nesta idade é fundamental estar atento a alguns sinais, até porque o suicídio infantil está associado a um tipo de comportamento mais impulsivo do que noutras faixas etárias.

No Equador, entre 2001 e 2014, foram registadas 4855 mortes por suicídio de adolescentes e jovens, a maioria do sexo masculino com idades compreendidas entre os 15 e os 24 anos. Em 2017, de acordo com dados da Direção Nacional de Crimes contra a Vida, Mortes Violentas, Desaparecimentos, Extorsão e Raptos (DINASED), o suicídio tornou-se a principal causa de morte em adolescentes, a taxa foi de 6,4 por 100 000 adolescentes entre 10 e 17 anos de idade. Em Cuenca, em 2019, foi realizado um estudo descritivo correlacional transversal em alunos da "Unidad Educativa Dora Beatriz Canelos", foram encontrados 38 casos (29,01%) com comportamento suicida. A idade mais frequente foi a dos 15-18 anos (16,79%), e o sexo com maior predisposição foi o masculino (15,27%). O relatório também destaca que, todos os anos, no Equador, 352,6 pessoas morrem de eventos não especificados. Esses eventos podem ser uma fonte de suicídios ocultos, dos quais os homens representam 76,39% (Aucapiña 2019).

Segundo Nixon et al, (2008) refere que as lesões autoprovocadas não suicidas ocorrem com maior frequência entre os 11 e os 15 anos de idade (73%). Da mesma forma, Argota et al, (2014), indicam que as lesões autoprovocadas não suicidas ocorreram com maior frequência no sexo feminino, representando 74,5%, e na faixa etária dos 15 aos 19 anos, 63,4%. De acordo com os estudos revistos até 2018, o comportamento suicida é mais frequente na população feminina (68%), com uma idade de início que varia entre os 13 e os 15 anos.

Factores de risco

Vários factores de risco relacionados com os comportamentos autolesivos suicidas e não suicidas foram descritos na literatura e serão detalhados a seguir (Daniel, et al. 2017).

1. Factores individuais: depressão, tentativa de suicídio anterior, sexo, idade, abuso de substâncias.
2. Factores familiares: funcionalidade da família, presença de migração parental, acontecimentos de vida stressantes, rede social.
3. Outros factores: Ser vítima de violência física, sexual ou psicológica, assédio por parte de colegas.
4. Rendimento económico: o risco de suicídio duplica entre os jovens com o estatuto socioeconómico, os conflitos económicos aumentam o risco de comportamento suicida para o dobro e o facto de ganharem menos do que o salário mínimo unificado tem um elevado significado estatístico para a prática de lesões autoprovocadas não suicidas.
5. Funcionalidade da família: A família constitui a primeira rede de apoio do indivíduo, razão pela qual é concebida como tendo uma função protetora face ao stress da vida quotidiana; os conflitos, a violência e as relações negativas entre os membros da família estão intimamente relacionados com o comportamento suicida; a presença de lesões autoprovocadas não suicidas, por outro lado, indica que os adolescentes provenientes de famílias disfuncionais têm um risco 4 vezes maior de lesões autoprovocadas não suicidas.
6. Migração parental: A migração parental leva à desintegração familiar, resultando na perda de laços afectivos, o que coloca o adolescente numa situação de grande vulnerabilidade, ou seja, há um risco acrescido de lesão da sua integridade física e emocional.
7. Pertencer a um grupo social: Pertencer a um grupo social torna-se uma necessidade; o contacto permanente e prolongado com um grupo social pode funcionar como um fator de proteção quando o adolescente consegue identificar-se e pertencer a esse grupo, encontrando laços afectivos.
8. Depressão: É uma perturbação do humor, que gera alterações no estado de ânimo e afecta a sua relação com as outras pessoas, sendo um fator de risco para a saúde dos adolescentes, uma vez que a depressão e os pensamentos suicidas estão relacionados de acordo com vários estudos, no entanto, nem sempre há uma deteção precoce e as alterações de humor, a melancolia e a labilidade afectiva nos adolescentes são geralmente consideradas normais. As pessoas afectadas pela depressão têm 20 vezes mais probabilidades de correr o risco de suicídio do que a média da população.
9. Utilização de substâncias psicoactivas: A utilização de substâncias psicoactivas tem sido fortemente associada ao risco de suicídio, sendo que cerca de um terço dos homens e um

quinto das mulheres que tentam suicidar-se abusam do álcool, dos cigarros ou de outras substâncias que alteram o sistema nervoso.

10. Vítimas de violência (física, sexual e psicológica): Os maus tratos, sejam eles físicos ou verbais, são justificados pelos pais como forma de educar, sendo as mulheres as principais vítimas, esta técnica tem-se mantido ao longo dos tempos, os pais acreditam que esta é a única forma de manter o equilíbrio na família, no entanto, isto pode levar a consequências graves e os adolescentes, ao sentirem que não são amados, podem mesmo ter o desejo de pôr termo à sua vida. Estudos demonstram que os adolescentes que sofrem violência física ou psicológica têm o dobro da probabilidade de se suicidarem e estão estatisticamente associados à auto-mutilação. As crianças sujeitas a violência física e sexual têm uma elevada incidência de comportamentos suicidas.

Base jurídica

O presente estudo baseia-se, do ponto de vista jurídico, na Constituição da República Bolivariana da Venezuela (1999), no Capítulo V. Dos Direitos Sociais e da Família, onde o artigo 83º estabelece que a saúde é um direito fundamental e que o Estado tem a obrigação de a garantir como parte do direito à vida. Por isso, deve promover e desenvolver políticas que conduzam a uma melhoria da qualidade de vida, do bem-estar coletivo e do acesso aos serviços.

De igual modo, o artigo 84.º refere que o direito à saúde é garantido através da criação de um sistema nacional de saúde pública, gratuito, universal, integral, equitativo e solidário, que dê prioridade à promoção da saúde e à prevenção das doenças, garantindo um tratamento atempado e uma reabilitação de qualidade.

De igual modo, a Lei Orgânica da Segurança Social (2002), no seu artigo 18.º, n.º 1, ratifica o acima exposto, uma vez que o Estado deve promover a saúde de toda a população de forma universal e equitativa, o que deve incluir a proteção e a educação para a saúde e a qualidade de vida, a prevenção de doenças e acidentes, a recuperação da saúde e a reabilitação; oportuna, adequada e de qualidade.

Por outro lado, a Lei do Exercício da Medicina (2011) Título III, Capítulo II Investigação em seres humanos cita no artigo 93.º que "A investigação clínica só é admissível quando conduzida e supervisionada por pessoas cientificamente qualificadas". Enquanto o artigo 97.º estabelece que a pessoa deve ser bem informada de tudo o que se relaciona com a investigação e dar o seu consentimento para participar, também estabelece que, em caso de incapacidade legal ou física, o consentimento deve ser obtido por escrito do representante legal do doente e, na ausência deste, do familiar responsável mais próximo do doente.

O acima exposto demonstra que este trabalho de investigação está em conformidade com o quadro legal em vigor na República Bolivariana da Venezuela, não existindo limitações constitucionais ou leis nacionais, regionais ou locais que restrinjam este tipo de investigação; pelo contrário, existe um quadro legal e regulamentar que apoia a importância da realização deste estudo.

CAPÍTULO III

QUADRO METODOLÓGICO

Tipo de investigação

Foi realizada uma pesquisa não-experimental de natureza descritiva e transversal. É não-experimental, como definem Palella e Martins (2012), aquela que é realizada sem manipular deliberadamente qualquer variável, observando os factos tal como se apresentam no seu contexto real e num determinado momento ou não, para depois os analisar, portanto, neste desenho não se constrói uma situação específica, mas sim se observam as que existem.

Por outro lado, é considerada descritiva porque, segundo o autor Arias (2006), este tipo de estudo consiste na caraterização de um facto, fenómeno, indivíduo ou grupo, com o objetivo de estabelecer a sua estrutura ou comportamento. É transversal, pois os fenómenos investigados são captados quando se manifestam durante um momento estático da recolha de dados, como referem *(*Polit e *Hungler, 2003).* O seu objetivo é descrever variáveis e analisar a sua incidência e inter-relação num determinado momento.

População e amostra

A população é definida como o conjunto de elementos cujas características necessitam ser conhecidas ou investigadas (Arias, ob.cit.). A população será composta por pacientes entre 7 e 13 anos, 11 meses e 29 dias de idade, com tentativa de autólise admitidos no departamento de emergência do Serviço Desconcentrado Hospital Universitário Pediátrico Dr. Agustín Zubillaga durante o período de janeiro de 2017 a junho de 2022, tendo em conta que inclui até 13 anos de idade completamente e não 14 anos de idade, uma vez que até essa faixa etária é a idade de internação neste hospital.

Ora, para Hernández, Fernández e Batista, (2006) a amostra é o grupo no qual se realiza o estudo e é um conjunto de unidades, uma porção do total, que representa o comportamento do universo como um todo. No entanto, neste caso, a amostragem é não probabilística, intencional, do tipo censitária, e será constituída pelos doentes referidos anteriormente e que cumpram os critérios de inclusão e exclusão.

Critérios de inclusão

Pacientes com tentativa de autólise admitidos no departamento de emergência do Servicio Desconcentrado Hospital Universitario Pediátrico Dr. Agustín Zubillaga durante o período de janeiro de 2017 a junho de 2022.

Doentes de ambos os sexos.

Pacientes entre 7 e 13 anos de idade.

Critérios de exclusão

Doentes admitidos num período de tempo diferente e com uma idade diferente.

Procedimento

Será realizada uma série de actividades para iniciar a investigação e atingir o objetivo proposto, que são descritas a seguir:

1. Pedido de autorização ao órgão diretivo do Serviço Desconcentrado do Hospital Universitário Pediátrico Dr. Agustín Zubillaga, para a realização do estudo através de correspondência preparada para o efeito (Anexo A).
2. Pedido de autorização ao Comité de Bioética do Hospital Universitário Pediátrico Dr. Agustín Zubillaga (Anexo B).
3. Recolher os dados necessários no formulário de recolha (Anexo C).
4. Preparação da base de dados com a utilização da folha de cálculo Microsoft Excel. Tabulação dos dados.
5. Análise de dados e sua representação em tabelas e gráficos.
6. Discussão.
7. Elaboração de conclusões e recomendações.

Técnica e instrumento de recolha de dados

Para obter a informação necessária, é muito importante definir claramente as técnicas e os instrumentos de recolha que serão utilizados para obter os dados da realidade aplicados à situação a estudar, para a sua posterior análise. De acordo com Arias (ob.cit.), as técnicas de recolha de dados são as diferentes formas de obter informação. Nesta investigação, será utilizado um formulário de recolha de dados como fonte secundária. Quanto aos instrumentos, o autor supracitado refere que estes constituem os materiais utilizados para recolher a informação. Foi utilizado um formulário de recolha de dados, que é um instrumento que permitiu o registo e a identificação das fontes de informação, bem como a recolha de dados que facilitou o registo, a organização e a classificação da informação (Robledo, 2010). O formulário foi concebido para o estudo e é constituído por quatro partes (Anexo C):

1. Parte I: Dados demográficos
2. Parte II: Características clínicas.
3. Parte III: Factores de risco
4. Parte IV: Evolução

Técnicas de processamento e análise de dados

Para o tratamento e análise dos dados, foi utilizado o programa SPSS for Windows versão 25.0. Obtiveram-se dados estatísticos descritivos que, de acordo com os objectivos do estudo, foram tratados, analisados e apresentados em quadros estatísticos em valores absolutos e percentuais, comparando-os na sua discussão com várias investigações anteriores e literatura sobre a temática em estudo, para finalmente se retirarem conclusões e recomendações.

CAPÍTULO IV

RESULTADOS

A vontade de viver ou de não viver deve ser avaliada a todos os níveis da vida da pessoa em risco, e ser capaz de atuar, na medida do possível, em fases anteriores ao desencadear da crise. Tendo em conta o que precede, os resultados seguintes fornecem informações pertinentes.

Quadro 1

Distribuição etária absoluta e percentual da amostra.

Categoria	fa	%
7 a 9 anos		9%
10 a 12 anos		
13 anos ou mais		51%
Total	35	100%

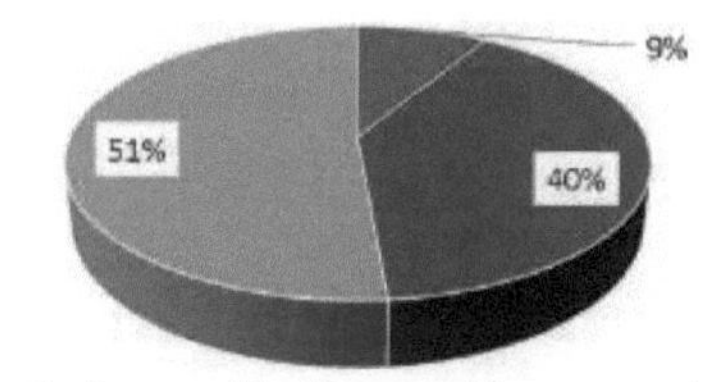

Gráfico 1 Idade da amostra.

No grupo etário de 13 anos ou mais, os resultados atingiram 51%, enquanto no grupo etário de 10 a 12 anos 40% e de 7 a 9 anos 9%.

Quadro 2

Distribuição absoluta e percentual do sexo da amostra.

SexofaX	
Mulheres	2263%

Homens1337% Homens1337% Homens1337% Homens1337% Homens1337% Homens1337% Homens1337% Homens1337% Homens

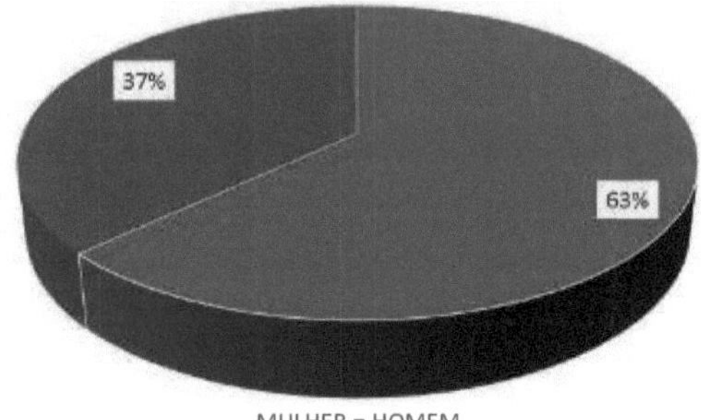

Figura 2 Sexo da amostra.

O sexo predominante na amostra foi o feminino (63%) e o masculino (37%).

Distribuição absoluta e percentual dos antecedentes patológicos.

Sofreu de alguma doença	fa	%
Sim		
Não	29	

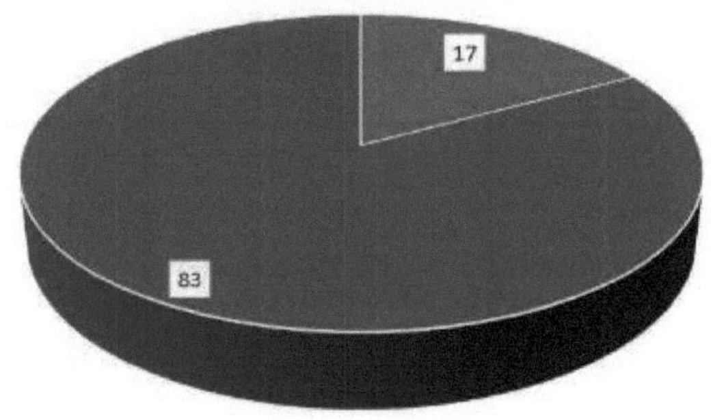

Gráfico 3 história patológica.

Em 83% dos casos não havia doença e 17% não tinham patologia subjacente.

Quadro 4

Distribuição absoluta e percentual das doenças sofridas.

TDAH	1	3%
Irritação cerebral	1	3%
Asma		11%
Epilepsia	1	3%
total		20%

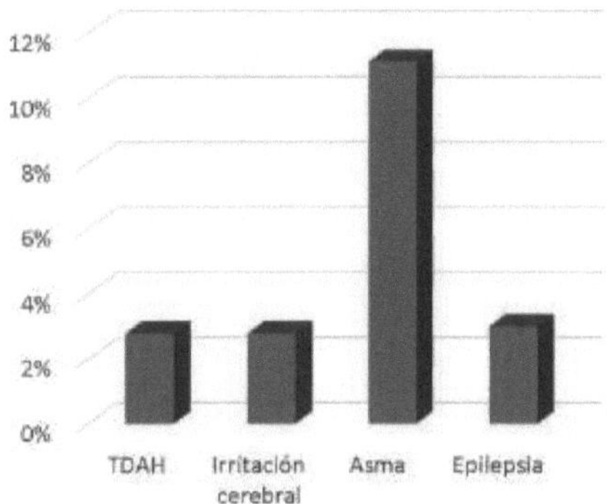

Figura 4 Doença de que sofre.

Entre as doenças de que sofriam estavam a asma em 11%, irritação cerebral, epilepsia e PHDA em 3% dos casos.

Quadro 5

Distribuição absoluta e percentual da patologia psiquiátrica.

Psiquiátrico	fa	%
Sim	1	3%
Não		97%
Total	35	100

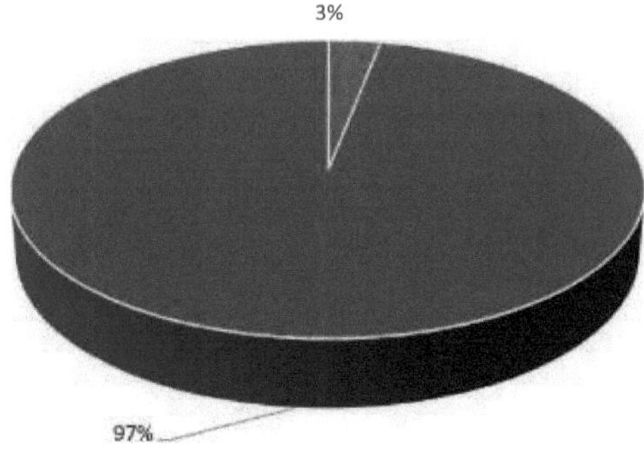

Gráfico 5 Patologia psiquiátrica.

Da amostra recolhida, apenas 3% sofria de uma patologia psiquiátrica e 97% não sofria de perturbações psiquiátricas.

Distribuição absoluta e percentual da ingestão de medicamentos.

Tomar qualquer medicamento	fa	%
Sim	5	14%
Não	30	86%
Total	35	100%

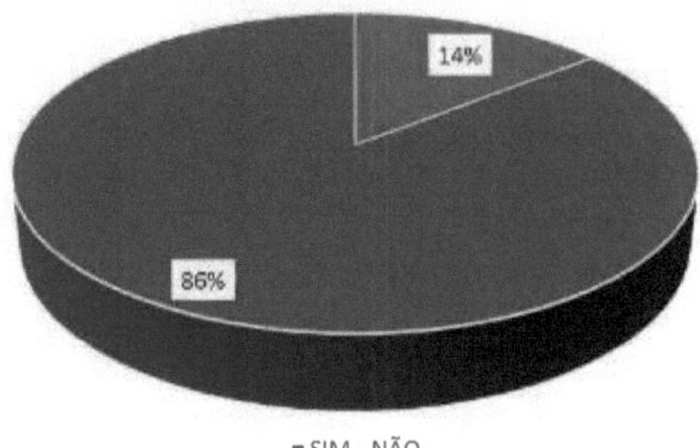

Figura 6 Ingestão de medicamentos.

Relativamente à história da medicação, 86% não tomavam qualquer medicação e 14% tomavam medicação.

Distribuição absoluta e percentual dos medicamentos consumidos.

Medicamentos	fa	%
Tegretol	1	3%
Trileptal	1	3%
Ácido valpróico		6%
Sertralina	1	

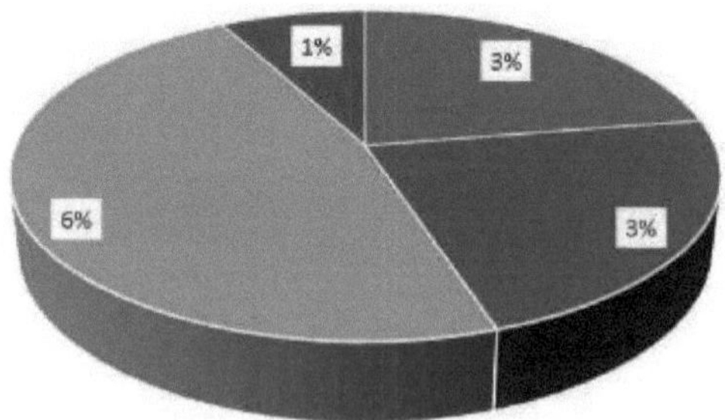

Gráfico 7 Medicamentos consumidos.

Os medicamentos tomados incluíam ácido valpróico em 6% dos casos, tegretol e trileptal em

3% e sertralina em 1% dos casos.

Distribuição absoluta e percentual do consumo de substâncias como método de suicídio.

Ingestão de substâncias	fa	%
Sim		78%
Não	8	22%
Total	35	100%

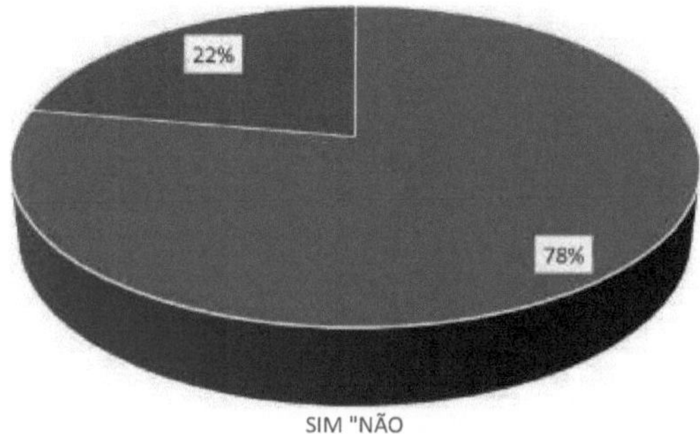

Figura 8 Ingestão de substâncias como método de suicídio.

Em 78% dos casos, foi utilizado algum tipo de substância como método de suicídio, enquanto 22% não o fizeram.

Distribuição absoluta e percentual dos principais medicamentos.

Medicamentos	fa	%
Alprazolam 1		6%
Bromazepam 10	1	3%
Carbamazepina 10	1	3%
Aspirina 100	1	3%
Ácido valpróico 15	1	3%
Alprazolam 15	1	3%
Cinnarizina 3	1	3%
Tegretol 5	1	3%
Cetirizina 7	1	3%
Fenobarbital 8	1	3%
Trileptal 8	1	3%
Amitraz	1	3%

Amoxicilina	1	3%
Atilan	1	3%
Campeão		6%
Cloro	1	3%
Herbicida	1	3%
Inseticida	1	3%
Nifedipina 8		
Não especificado		6%
Omeprazol 100	1	3%
Paraquato		6%

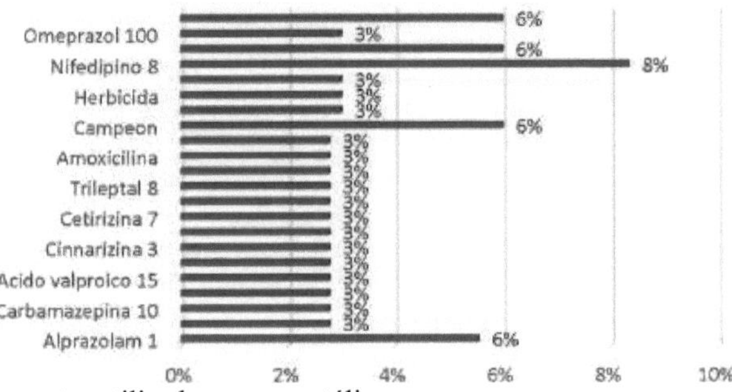

Figura 9 Medicamentos utilizados para a autólise.

A nifedipina foi utilizada em 8% dos casos, o campeão, o alprazolam e o não especificado em 6%, numa proporção de 3% de outros fármacos (ver tabela 9).

Quadro 10

Distribuição absoluta e percentual da injeção de substâncias.

Injeção de substâncias	fa	%
Sim	1	3%
Não		97%
Vitamina animal injectada		

3%

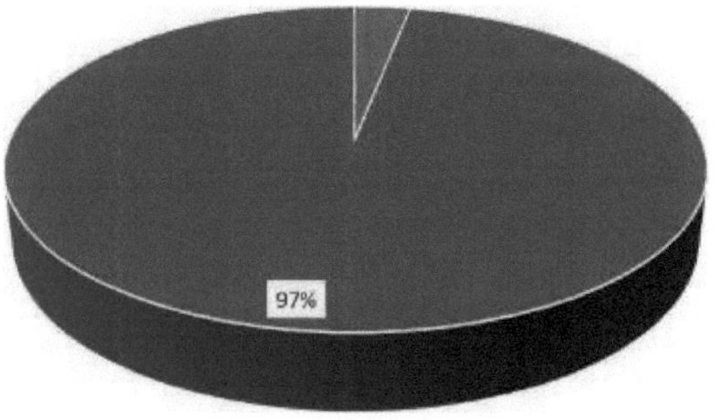

-SIM - NÃO

Figura 10 Injeção de substâncias.

97% dos casos não consumiram substâncias injectáveis e apenas 3% dos casos consumiram uma substância injetável.

	fa	%
Poupança719% Poupança719% Poupança719% Poupança719% Poupança719% Poupança719		
Outros (corte de veias e saltando do 2º andar)	2	6%

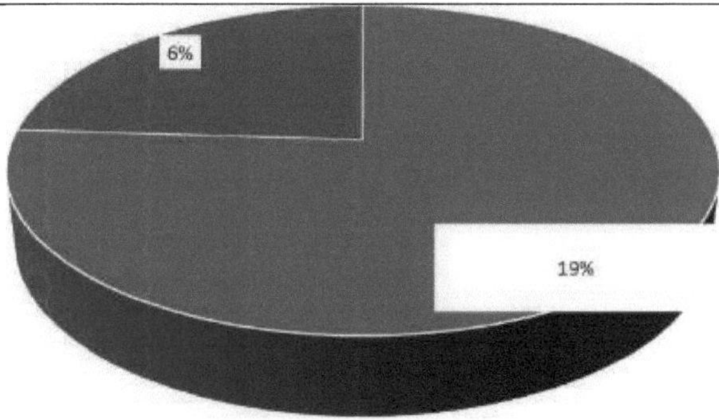

Pendurado ■ Outros ■ Outros

Figura 11 Métodos utilizados para a autólise.

O mecanismo utilizado para a auto-mutilação em 19% foi o enforcamento. Seis por cento utilizaram outro mecanismo, dos quais 3 por cento cortaram as veias e outros 3 por cento atiraram-se de um primeiro andar.

Quadro 12

Distribuição absoluta e percentual do local do suicídio.

Local do suicídio	fa	%
A sua casa		94%
Família		6%
Rua	0	0%
Escola	0	0%
Outro local	0	0%

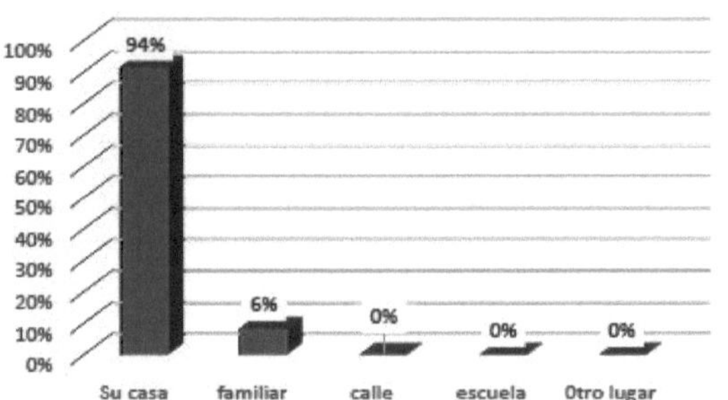

Figura 12 Local do suicídio.

92% dos casos ocorreram em casa, 8% em casa de um familiar.

Antecedentes familiares de suicídio	fa	%	Quem
Não	29	83%	Tias e tios
Sim		17%	Pais
			Mãe

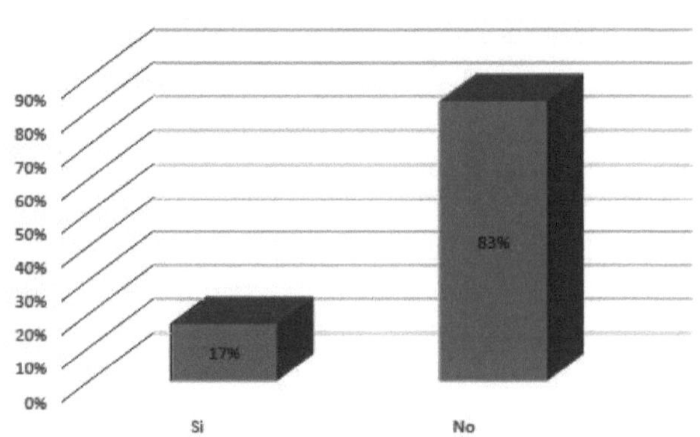

Figura 13 História familiar de suicídio.

83% dos casos não tinham antecedentes familiares, 17% tinham antecedentes com pais, tios (linha materna e paterna) e outros familiares.

Morte	fa	%
Sim		6%
Não		94%
Total	35	100%

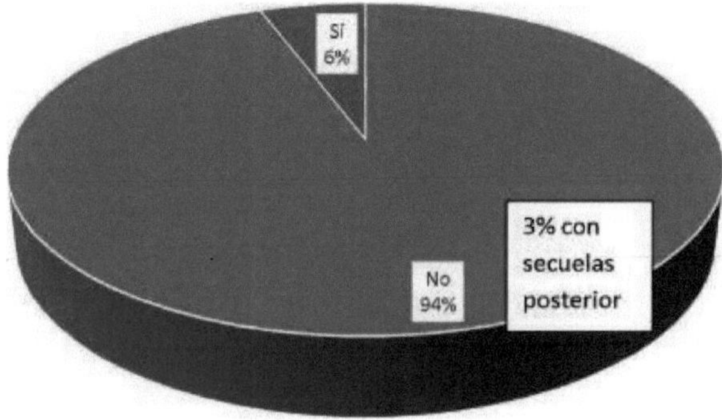

Gráfico 14 Morte por autólise.

Embora uma minoria dos casos tenha morrido (6%), dos restantes 94%, 3% ficaram com sequelas dias após a tentativa de auto-mutilação.

Distribuição absoluta e percentual do nível de Graffar.

Graffar	fa	%
III		
IV	21	61%
V		31%
Total	35	100%

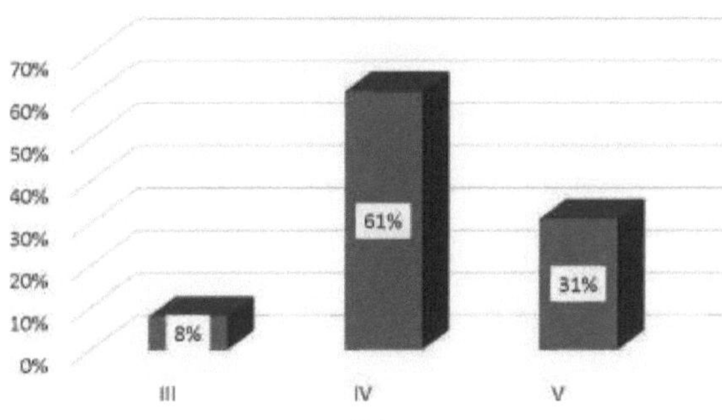

Gráfico 15 Nível de Graffar.

Na escala de Graffar, 61% encontravam-se no estrato IV, 31% no estrato V e 8% estavam num estrato de grau III, de acordo com a sua classificação social.

Estudo	fa	%
Sim		91%
Não		9%

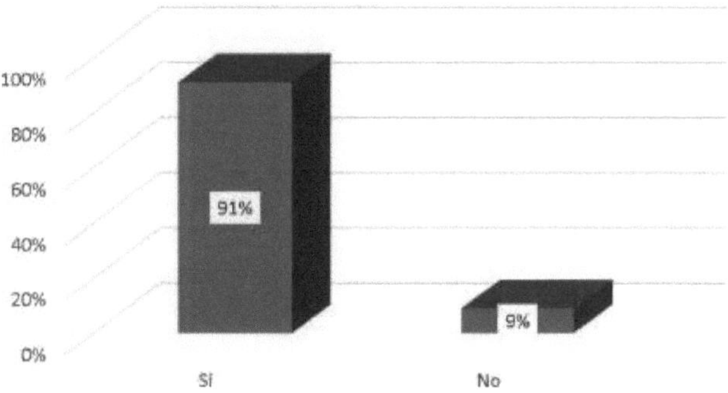

Gráfico 16 escolaridade.

No que diz respeito ao nível de escolaridade, verificou-se que 91% estavam a estudar e 9% não estavam.

Nível	fa	%
Primário	8	23%
Secundário		77%
Analfabeto	0	0%
Total	35	100%

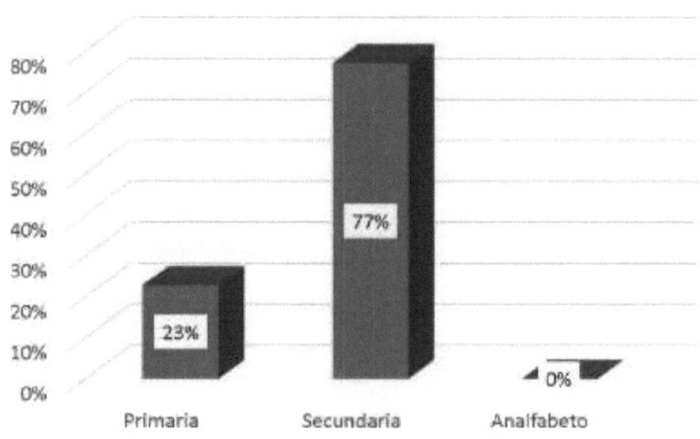

Gráfico 17 Nível de ensino.

Relativamente ao nível de escolaridade da amostra total, 77% tinham o ensino secundário, 23% o ensino primário e não foi detectado analfabetismo.

Quadro 18

Distribuição absoluta e percentual do desempenho académico

Desempenho académico	fa	%
Bom		26%
Regular	18	51%
Deficiente	8	23%
Totais	35	100%

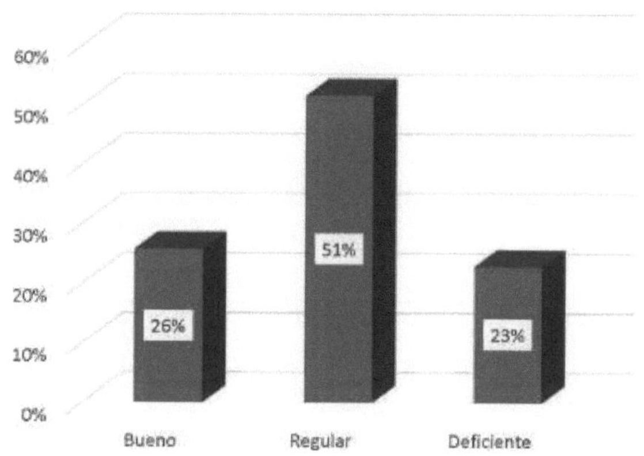

Gráfico 18 Desempenho académico.

Em relação ao desempenho académico, 51% são razoáveis, 26% são bons e 23% são maus.

Distribuição absoluta e percentual do trabalho.

Trabalho	fa	%
Não	35	100%
Sim	0	0%
Total	35	100%

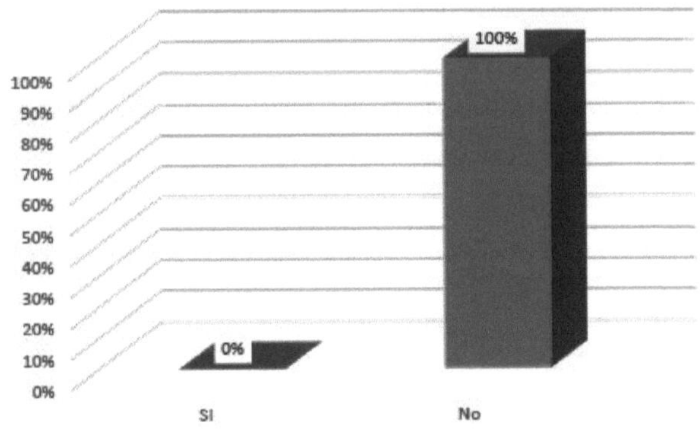

Gráfico 19

100 % dos doentes não estavam envolvidos em actividades laborais.

Distribuição absoluta e percentual do número de membros da família.

Membros	fa	%
		11%
		42%
5	8	23%
		9%
		6%
8	1	3%
		6%
Total	35	100%

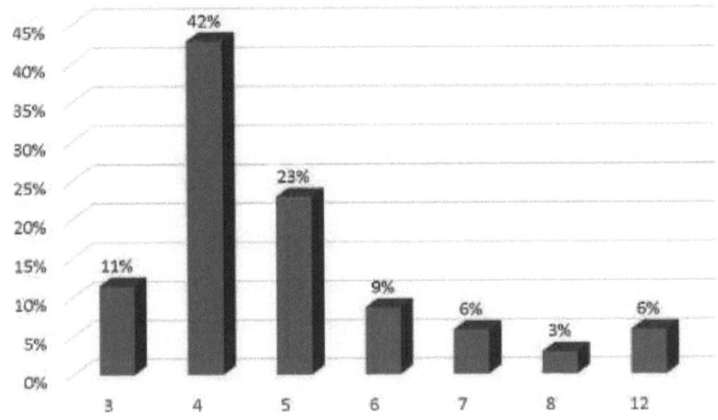

Figura 20 Número de membros da família.

O número mais elevado de membros da família é de 12 pessoas e representa 6% dos casos, as famílias com 4 membros 42%, as com 5 membros 23%, 3 membros 11%, 6 membros 9%, 7 membros 6% e 8 membros 3%.

Parente com quem vive	fa	%
Pais e irmãos		17%
Avó materna, tias, tios e irmãos		6%
Avós	1	3%
Mãe, padrasto e irmão	1	3%
Mãe e irmãos		39%
Pai e irmão		30%
Não especificado	1	3%
Total	35	100%

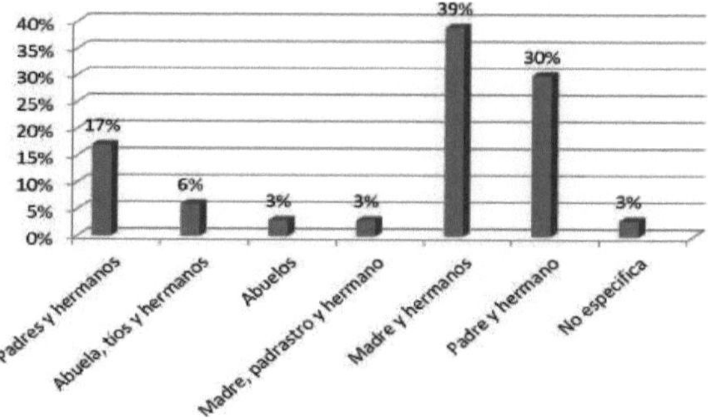

Gráfico 21 sobre com quem vive.

39% da amostra do estudo vive com a mãe e os irmãos, 30% com o pai e os irmãos, 17% vive com ambos os pais e irmãos, 3% vive com os avós, a madrasta e o meio-irmão ou não especificado.

Representante	fa	%
Mãe	18	50%
Avó		17%
Pai		11%
Não especificado		22%
Total	35	100%

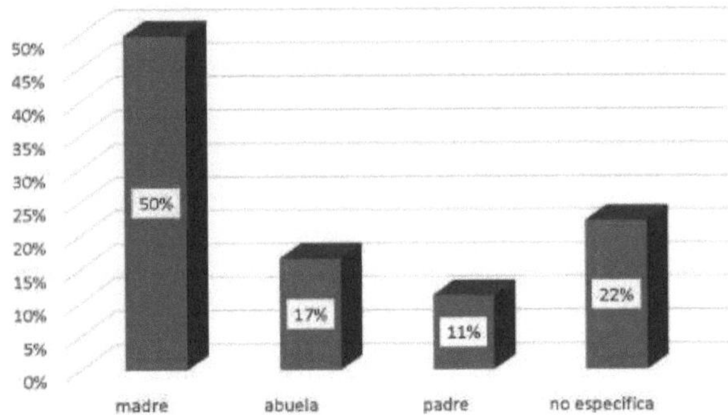

Figura 22

A maioria é representada pela mãe em 50% dos casos, 22% de forma não específica, 17% pela avó e pelo pai em 11% dos casos.

Pais ausentes	fa	%	Que
Um		54%	
Quem		54%	pai
Ambos		17%	

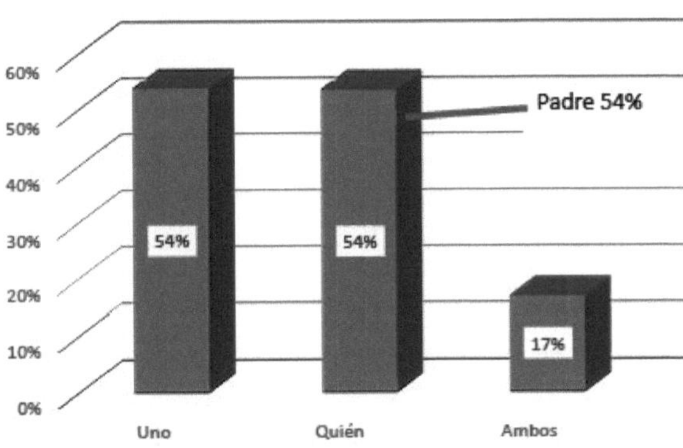

Figura 23 Pais ausentes.

Dos 54% da amostra, pelo menos um dos pais estava ausente, 54% da amostra tinha uma figura paterna ausente e 17% tinha ambos os pais ausentes.

Quadro 24

Ausência motivo da ausência em distribuição absoluta e percentual.

Motivo da ausência	fa	%
Abandono		6%
Poucos recursos	5	14%
Divórcio devido a violência	1	3%

Falecido e emigrado		
Emigrou para o Chile,		11%
Privação de liberdade		6%
Separação	8	22%
Desconhecido	1	3%

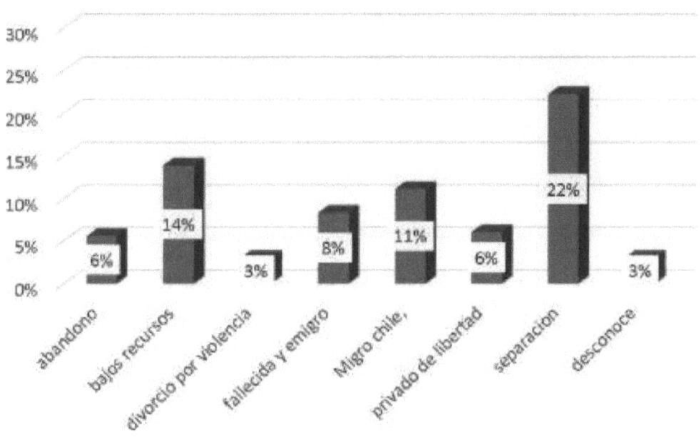

Gráfico 24 Motivo da ausência.

Entre as causas da ausência de um ou de ambos os progenitores, a separação dos pais representa 22% dos casos, os baixos rendimentos 14%, a migração para o Chile 11%, a morte ou emigração 8%, o abandono e a privação de liberdade 6%, outras razões variadas são o divórcio devido à violência e as causas desconhecidas representam 3% dos casos.

Quadro 25

Distribuição absoluta e percentual do tipo de relação com os pais.

Relação com os pais	fa	%
Bom	5	14%
Regular		11%
Mala		
Não existe		33%
Total		78%

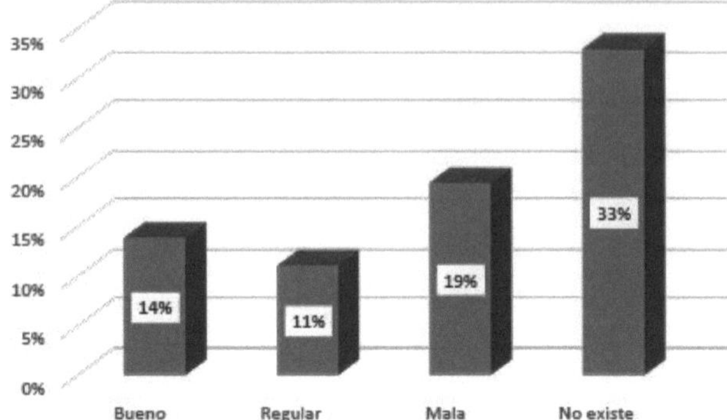

Gráfico 25 Relação com os pais.

A informação não atinge os 100% porque existe uma subnotificação de dados. A maioria não tinha qualquer relação com os pais, o que representou 33% dos casos, 19% tinha uma má relação com os pais, 14% tinha uma boa relação e 11% tinha uma relação regular com os pais.

Quadro 26

Distribuição absoluta e percentual das tentativas.

SIM			NÃO		
	fa	%	fa	%	Quando
Tem tentativas anteriores de auto-mutilação	10	28%		67%	Tempo médio em meses
Avisado da vontade de se auto-flagelar		36%		61%	3,125

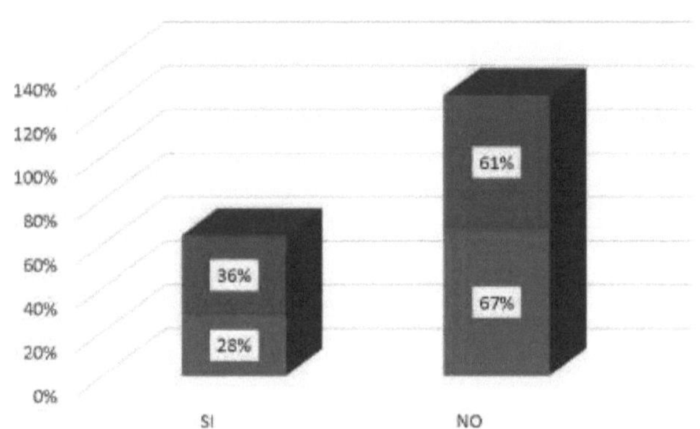

automutilação ■ Já fez tentativas anteriores de automutilação ■ Já fez tentativas anteriores de automutilação

Gráfico 26 Tentativa de auto-mutilação.

Relativamente às tentativas de auto-mutilação, 28% já o tinham feito antes e 67% não o tinham feito antes. Relativamente ao facto de terem avisado que pretendiam cometer lesões autoprovocadas, 36% avisaram e 61% não avisaram.

Tabela 27

Distribuição absoluta e percentual Para quem participo.

Para quem participo	fa	%
familiares	5	14%
mãe	1	3%

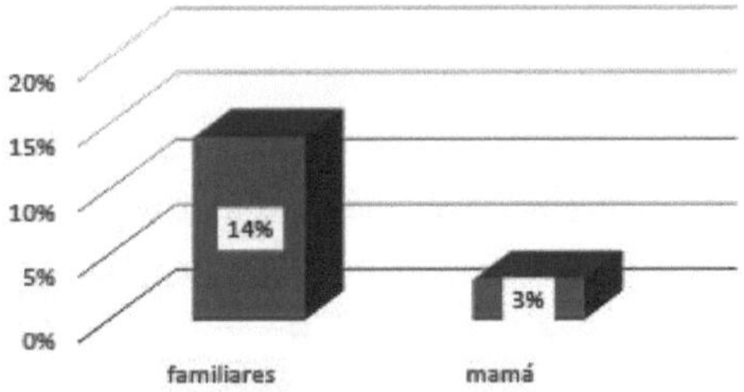

20%
15%
10%
5%
0%
14%
3%
familiares
mamá

Gráfico 27 Com quem partilhou a sua intenção de se auto-mutilar?

14% dos casos envolveram diretamente os seus familiares e 3% a sua mãe. Estes foram os dados tratados com base nas informações recolhidas no formulário.

Quadro 28

Distribuição absoluta e percentual do motivo da tentativa.

motivo da tentativa	fa	%
Briga com um membro da família	18	51%
Discussão com a mãe		17%
Depressão		9%
A mãe castiga		9%
Sente-se no caminho		6%
Bullying na escola	1	3%
Ouço vozes	1	3%
Por separação	1	3%
Ter um mau desempenho nos	1	3%

estudos		
Não explica	1	3%

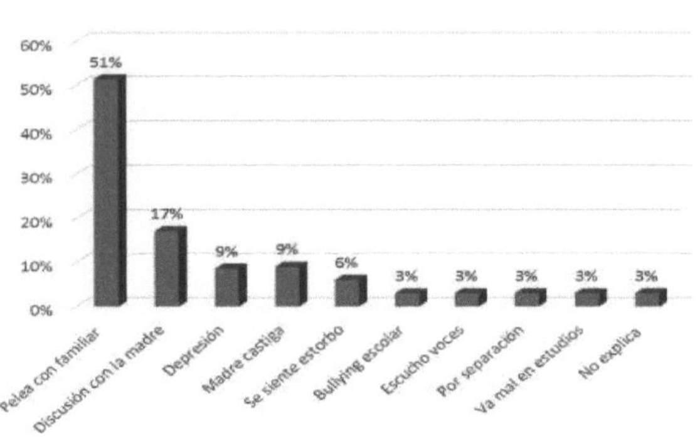

Gráfico 28 Motivo da tentativa de auto-mutilação.

Em 51% dos casos, a ação é motivada por uma briga com os familiares, 17% por uma discussão com a mãe, 9% por depressão ou castigo da mãe, 6% por se sentirem incomodados, e os restantes motivos, como bullying na escola, ouvir vozes, separação ou mau desempenho escolar, representam 3% dos casos.

Discussão dos resultados

Neste estudo, 51% da população tinha idade igual ou superior a 13 anos, e 63% do sexo feminino. Resultados semelhantes foram obtidos em Loja e Zamora Chinchipe - Equador (2018), onde verificaram que o sexo mais afetado foi o masculino, com idades compreendidas entre os 12 e os 17 anos.

Entre os que tinham antecedentes de medicação, 86% não tomavam qualquer medicação. Entre os que tinham antecedentes de medicação, tomavam ácido valpróico em 6% dos casos, tegretol e trileptal em 3% e sertralina em 1% dos casos. Por outro lado, 83% dos casos não sofriam de qualquer doença e entre os que tinham patologia estavam a asma em 11%, a irritação cerebral, a epilepsia e a PHDA em 3% dos casos. Apenas 17% da amostra foi considerada portadora de uma patologia. Estes resultados são diferentes dos de Arencibia (2022), que encontrou um elevado número de jovens com problemas psiquiátricos e tentativas de auto-mutilação.

Por outro lado, 78% dos casos ingeriram algum tipo de substância, foram utilizados múltiplos medicamentos, entre os mais comuns foram Nifedipina em 8% dos casos, campeão, Alprazolam e não especificado em 6%, na proporção de 3% outros medicamentos (ver tabela 9). Vega (2021) verificou que a maioria da sua amostra tentou o suicídio devido a intoxicação por medicamentos. Quanto às injecções, apenas 3% utilizaram injecções de substâncias e o corte de veias, para além de se atirarem de um primeiro andar foi um mecanismo utilizado, e 19% utilizaram o enforcamento como método. Um desses mecanismos de autolesão foi ratificado no estudo de Loja e Zamora Chinchipe (2018), pois o enforcamento foi o mecanismo mais comum utilizado no Equador.

Noventa e um por cento dos casos ocorreram em casa, 9% em casa de um familiar; a nível socioeconómico, a amostra mais representativa com 61% encontra-se na escala de Graffar IV, na sua classificação social, tendo em conta que é atualmente um estrato muito predominante na nossa sociedade. Do ponto de vista do nível de escolaridade, verificou-se que 91% estão a estudar e 9% não estão. O nível de escolaridade da amostra total foi de 72% com o ensino secundário, sendo o desempenho académico maioritário de 50% regular. O número mais elevado de membros da família é de 16 pessoas em 44% dos casos e de 5 pessoas em 22% dos casos.

39% da amostra em estudo vive com a mãe e os irmãos, 30% com o pai e os irmãos. A maioria é representada pela mãe em 50% dos casos. Dos 53% da amostra, pelo menos um dos pais está ausente. As causas da ausência de um ou de ambos os progenitores foram determinadas pela separação dos pais em 22% dos casos, baixos rendimentos em 14%, migração para o Chile em 11%, morte ou emigração em 8%, abandono e privação de liberdade em 6%, e uma variedade de outras razões como o divórcio, a violência, bem como causas desconhecidas, que representam 3% dos casos. A maioria não tem qualquer relação com os seus pais, que representam 33% dos casos.

Relativamente às tentativas de auto-mutilação, 28% já o tinham feito antes e 67% não o tinham feito antes. Relativamente ao facto de terem avisado os familiares da intenção de se auto-mutilarem, 36% avisaram-nos e 61% não. Em 51% dos casos, a ação foi motivada por uma briga com familiares, 17% por uma discussão com a mãe, 9% por depressão ou castigo da mãe, 6% por se sentirem incomodados, e os restantes motivos como bullying na escola, ouvir vozes, separação ou mau desempenho escolar, entre outros, representaram 3% dos casos. É de salientar que dos 100% da amostra, 6% morreram dias depois da tentativa de auto-mutilação e 3% ficaram com sequelas em consequência dos seus actos.

CAPÍTULO V

CONCLUSÕES E RECOMENDAÇÕES

Conclusões

Após a análise dos dados, podem ser tiradas as seguintes conclusões:

- A faixa etária mais comum para as tentativas de auto-mutilação é por volta dos 13 anos de idade e do sexo feminino.
- No que respeita à história da medicação, a maioria não tomava qualquer medicamento, enquanto a percentagem de ácido valpróico, tegretol, trileptal e sertralina era mínima.
- A maioria dos casos não sofria de qualquer doença, enquanto os que apresentavam patologia sofriam de asma, irritação cerebral, epilepsia e PHDA.
- A maioria da amostra ingeriu algum tipo de substância, foram usados vários medicamentos; entre os mais comuns estavam a Nifedipina, substância venenosa como campeão, Alprazolam e outros não especificados.
- Quanto às injecções, apenas uma pequena percentagem recorreu a injecções de substâncias e ao corte de veias, bem como a atirar-se de um primeiro andar e ao enforcamento, que foram raramente utilizados.
- A maioria dos casos ocorreu em casa, uma pequena percentagem em casa de um familiar.
- A nível socioeconómico, a amostra encontra-se na escala de Graffar IV na maioria dos casos na sua classificação social.
- Do ponto de vista do nível de escolaridade, verificou-se que a quase totalidade da amostra estuda. A maioria tem o nível secundário e o seu desempenho académico é maioritariamente médio.
- O número mais elevado de membros da família é de 16 pessoas em quase metade da amostra e de 5 pessoas num número mais reduzido de casos.
- A amostra do estudo tem mais probabilidades de viver com a mãe e os irmãos, enquanto os restantes vivem com o pai e os irmãos.
- A maioria é representada pela mãe.
- As causas da ausência de um ou de ambos os pais são representadas pela separação com a maior frequência, seguida de baixos rendimentos, migração, morte, abandono e privação de liberdade; uma outra variedade de razões é o divórcio devido a violência, e as causas desconhecidas são também encontradas numa percentagem menor de casos.
- A maior parte deles não tem qualquer relação com os seus pais.
- Quanto às tentativas de auto-mutilação, a maioria não o fez antes sem aviso prévio.
- Em metade dos casos, a ação é motivada por uma briga com familiares, uma discussão com a mãe, depressão ou castigo da mãe, sentem-se um incómodo, e os restantes motivos são

o bullying na escola, ouvir vozes, separação ou mau desempenho escolar.

Recomendações

Depois disso, pode ser recomendado o seguinte:

- Os pais devem estar atentos e vigilantes às atitudes e mudanças de comportamento dos seus filhos, para que, quando estas ocorram, procurem ajuda imediatamente.
- Fazer terapia preventiva e consultas de educação parental para crianças e adolescentes, especialmente nas fases da pré-puberdade e da puberdade.
- Incentivar as escolas a dar aulas de aconselhamento a crianças e adolescentes, a fim de detetar possíveis comportamentos conducentes ao suicídio ou a tentativas de suicídio.
- Consultar um psicólogo ou psiquiatra se forem observadas alterações de comportamento e normalizar as visitas a estes especialistas.
- Estar atento às actividades dos seus filhos, promovendo e incentivando as rotinas desportivas ou as actividades recreativas.
- Incentivar a criação de grupos de apoio a crianças e adolescentes em situação particularmente difícil, tanto nas escolas como noutras instituições.

- Insistir para que os registos contenham mais informações sobre a esfera psico-emocional deste tipo de paciente.

REFERÊNCIAS BIBLIOGRÁFICAS

Arencibia 2022 tentativa de autólise por intoxicação em jovens canários: serviço de urgência do complexo hospitalar universitário das Ilhas Canárias. Tenerife, Ilhas Canárias

Argota N, Alvarez M, Camilo V, Sánchez Y, Barceló M. 2014 Comportamento de alguns fatores de risco para tentativas de suicídio em adolescentes. Rev. Med.

Arias, F. (2006). *El Proyecto de Investigación: Introducción a la metodología científica (*5ª Ed.). Caracas: Editorial Episteme.

Arias, F. (2014). Introdução à Metodologia Científica: O Projeto de Investigação. México D. F., México: Editorial Limusa S. A.

Asarnow JR, Hughes JL, Babeva KN, Sugar CA. *J2017* Tratamento Familiar Cognitivo-Comportamental para Prevenção de Tentativas de Suicídio: Um Ensaio Controlado Randomizado.

Aucapiña Jenny. Factores associados a pensamentos suicidas em adolescentes da Unidade Educativa Dora Beatriz Canelos. Relatório final de tese. Cuenca: Universidad de Cuenca, Facultad de ciencias médicas Escuela de enfermeria; 2019.

Constituição da República Bolivariana da Venezuela (2009). Diário Oficial Nº 5.908 Extraordinário de 19 de fevereiro de 2009. República Bolivariana da Venezuela.

Daniel S, Mario V, Benjamin V, Esteban A, Rafaella D, Carolina S. Tentativa de suicídio e fatores de risco em uma amostra de adolescentes. Revista de Psicopatologia e Psicologia Clínica. 2017; 22(33-42).

Fonseca (2020) realizou um estudo intitulado Avaliação do comportamento suicida em adolescentes: uma revisão da Escala de Suicídio de Paykel.

Hernández, S., Fernández, C e Batista, P. (2006). *Metodologia da investigação* (3ª edição). Madrid: Mc Graw Hill.

Instituto Nacional de Estatística e Censos citado em Gerstner, (2018).

Kennebeck S, et al. Suicidal behavior in children and adolescents: Evaluation and management. https://www.uptodate.com/contents/search. Acedido em 23 de março de 2021

O comportamento suicida da Organização Mundial de Saúde (OMS 2020).

Lei sobre o exercício da medicina (alterada em 2011, dezembro). Diário Oficial nº 39823. República Bolivariana da Venezuela.

Ley Orgánica de Seguridad Social (2002). República Bolivariana da Venezuela.

Nixon K, Cloutier P, Jansson S. Nonsuicidal self-harm in youth: a population-based survey. Jornal da Associação Médica Canadiana. 2008; 178 (306-312).

Organização Pan-Americana da Saúde. Prevenção do suicídio: um imperativo global. Washington, DC. 2014.

Palella, S., e Martins, F. (2012). *Metodología De La Investigación Cuantitativa.* 3ª ed. Caracas: Edupel.

Polit, D., Hungler, B. (2003). *Investigação* científica em ciências da saúde. ª(6 Ed). México: McGraw- Hill Interamericana.

Robledo, C. (2010). *Recolha de dados.* [Documento online]. Disponível: https://investigar1.files.wordpress.com/2010/05/fichas-de-trabajo.pdf.

Tamayo y Tamayo, M. (2009). O processo de investigação científica. México, D. F., México: Editorial Limusa.

Vega C., Esther (2021), "Defunciones por autolisis en el Centro de Investigación de Ciencias Forenses de la ciudad de Loja". Centro de Investigación de Ciencias Forenses de Loja-ecuador,

Villamar A. "Estudio retrospetivo del suicidio en el Instituto de Neurociencias 2011 - 2012". Guayaquil: Instituto de Neurociencias; 2015.

McKeown, R., Garrison, C., e Cuffe, S. (1998). Incidence and predictors of suicidal behaviour in a longitudinal sample of young adolescents (Incidência e preditores de comportamentos suicidas numa amostra longitudinal de jovens adolescentes). Journal of the American Academy of Child & Adolescent Psychiatry. Medline: https://www.jaacap.org/article/S0890-8567(09)63071-9/pdf.

ELMUNDO.es MADRID. Porque é que uma criança de 11 anos se suicida? Um sítio web da Unidad Editorial ACTUALIZADO em 21/10/2015. Disponible: https://www.elmundo.es/sociedad/2015/10/21/562699ac46163f44188b45d5.html [Consulta: 21/10/2015].

La Tercera: O que é que sabemos sobre o suicídio infantil? Trinidad Rojas. Disponível: https://www.latercera.com/paula/que-sabemos-sobre-el-suicidio-infantil/ [Acedido: 19/04/2022].

ANEXOS

Anexo A

Pedido de autorização ao Diretor do Hospital

UNIVERSIDAD CENTROCCIDENTAL "LISANDRO ALVARADO"

GABINETE DO REITOR DE CIÊNCIAS DA SAÚDE "DR PABLO ACOSTA ORTIZ".

CURSO DE PÓS-GRADUAÇÃO EM PUERICULTURA E PEDIATRIA

Dra. Miriam Lucena

Diretor da HUPAZ

Presente

Com os melhores cumprimentos. Venho por este meio informar-vos da minha intenção de desenvolver um projeto de investigação intitulado: **FREQUÊNCIA DE TENTATIVAS DE AUTOLISE E FACTORES DE RISCO ASSOCIADOS EM PACIENTES DE 7 A 13 ANOS DE IDADE QUE ENTRAM NA EMERGÊNCIA DO SERVIÇO DE DESCONCENTRAÇÃO DO HOSPITAL UNIVERSITÁRIO PEDIÁTRICO DR. AGUSTÍN ZUBILLAGA DURANTE O PERÍODO DE JANEIRO DE 2017 A JUNHO DE 2022.** Por este motivo, solicito a vossa autorização para realizar este trabalho.

Não por outra razão, despeço-me cordialmente de vós.

tu.

Com os melhores cumprimentos.

Dr. Rafael Yépez

Residente de Pediatria e Puericultura

Anexo B

Pedido de autorização Comissão de Bioética

UNIVERSIDAD CENTROCCIDENTAL "LISANDRO ALVARADO" DECANATO DE CIENCIAS DE LA SALUD "DR PABLO ACOSTA ORTIZ" POSTGRADO DE PUERICULTURA Y PEDIATRÍA . Comissão de Bioética Dr. Julio Ochoa

O seu escritório.

Quero saudar-vos cordialmente e solicitar a vossa autorização para a realização do estudo intitulado: **FREQUÊNCIA DE ATITUDES DE AUTOLISE E FACTORES DE RISCO ASSOCIADOS EM PACIENTES DOS 7 A 13 ANOS DE IDADE QUE ENTRAM NO SERVIÇO DE EMERGÊNCIA DO HOSPITAL UNIVERSITÁRIO PAEDIÁTRICO DR. AGUSTÍN ZUBILLAGA DURANTE O PERÍODO DE JANEIRO DE 2017 A JUNHO DE 2022.** Os dados obtidos serão tratados com total confidencialidade e apenas para uso académico. É de salientar que não pretendemos fazer um juízo de valor sobre os resultados obtidos. Caso sejam do vosso interesse, teremos todo o gosto em colocá-los à vossa disposição em qualquer altura.

Agradecendo antecipadamente os seus bons ofícios a este respeito,

com os

melhores cumprimentos,

Dr. Rafael Yépez

Residente de Pediatria e Puericultura

Anexo C

LISANDRO ALVARADO" UNIVERSIDADE DO CENTRO-OESTE

GABINETE DO REITOR DE CIÊNCIAS DA SAÚDE

CURSO DE PÓS-GRADUAÇÃO "DR PABLO ACOSTA ORTIZ"

EM PUERICULTURA E PEDIATRIA

FREQUÊNCIA DE TENTATIVAS DE LESÕES AUTOPROVOCADAS E FATORES DE RISCO ASSOCIADOS EM PACIENTES COM IDADES ENTRE 7 E 13 ANOS ADMITIDOS NO DEPARTAMENTO DE EMERGÊNCIA DO SERVIÇO DESCONCENTRADO DO HOSPITAL PEDIÁTRICO UNIVERSITÁRIO DR. "AGUSTÍN ZUBILLAGA" DURANTE O PERÍODO DE JANEIRO DE 2017 A JUNHO DE 2022.

INSTRUMENTO DE RECOLHA DE DADOS

I. DADOS SOCIODEMOGRÁFICOS

1. Sexo: masculino ___ feminino ___
2. Idade: ___ anos

II. DADOS CLÍNICOS

3. Toma algum medicamento: Sim: ___ Não: ___ Qual deles:
4. Tem alguma patologia subjacente?

a) Médico ou biológico: Qual

b) Psiquiatria: Qual

5. Mecanismo da tentativa de autólise:

a) Ingestão de substância: O Que

b) Injeção de substâncias: Q Que

c) Pendurar: □

d) Outros: Q Quais

6. Local onde ocorreu a tentativa de auto-mutilação:

a) A sua casa: ___ A casa de um familiar: ___

b) Casa de outra pessoa: ___ Que

c) Na rua: ___ Na escola:

d) Noutros locais: Que

7. Antecedentes familiares de suicídio: SIM: ___ NÃO: ___ Quem

8. Morreu em resultado da tentativa de auto-mutilação: Sim ___ Não ___

9. Ficou com algumas sequelas da tentativa de auto-mutilação:

Sim ___ Não __ Qual

III. FACTORES DE RISCO

10. Graffar

11. Estudante: Sim ___ Não ___ Primário ___ Secundário ___ Analfabeto ___

Desempenho académico: Bom ___ Razoável ___ Fraco ___ Médio ___ Mau

12. Trabalha: Sim___ Não___ Onde e em que profissão?

13. Número de membros do agregado familiar: ___ pessoas

14. Com quem vive:

Quem é o vosso representante:

15. Pais ausentes: Sim ___ Não ___ Um ___ Quem

Ambos ___ Motivo da ausência

Relação com os pais: Boa ___ Razoável ___ Má ___ Inexistente

16. Pratica desporto: Sim ___ Não ___ Qual?

17. Anteriormente, avisou que queria cometer uma tentativa de auto-flagelação:

Sim ___ Não ___ A quem

18. Tentativas anteriores de auto-agressão: Sim ___ Não ___ Quando

19.

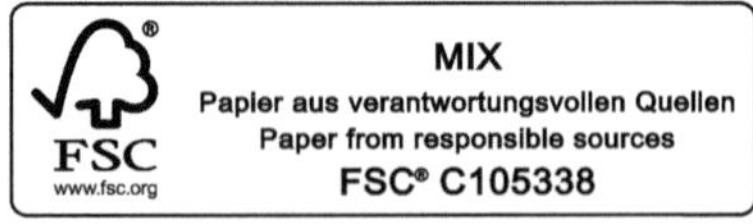

Printed by Books on Demand GmbH, Norderstedt / Germany